ÉTUDE

SUR LA

PHTISIE PULMONAIRE

CHEZ LES ARTHRITIQUES,

Par le Dr LATIL,

interne des hôpitaux de Paris.

Laënnec a imprimé à la science une impulsion nouvelle tellement féconde que l'influence de ses doctrines s'est bien longtemps fait sentir. Ses travaux sur le tubercule si justement célèbres sont encore lus de nos jours ; son école avait posé la question exclusivement sur le terrain anatomo-pathologique : on s'inquiétait peu de la constitution du sujet, du mode de progression de la maladie, de la possibilité d'une terminaison heureuse ou même d'un simple arrêt dans le progrès du mal ; en un mot on ne considérait que la lésion en elle-même faisant abstraction du terrain sur lequel elle évolue, si bien que, le diagnostic anatomique une fois exactement posé, il semblait qu'on n'avait plus qu'à assister impuissant à la marche de la maladie suivant l'évolution naturelle et uniforme du tubercule. On était ainsi conduit, suivant l'expression pittoresque de M. Peter, au *pronostic de la fatalité* et à la *thérapeutique du désespoir*.

Presque tous les médecins de l'époque actuelle ont réagi contre ces tendances à ne voir que le poumon malade et dans le poumon un point seulement, le point lésé, en négligeant complètement le degré de tolérance de l'organe et de l'organisme. En sorte que tandis que les histologistes consacrent l'unité du tubercule telle que l'avait conçue Laënnec, les cliniciens s'efforcent de distinguer des formes diverses en rapport avec la constitution ou le tempérament des sujets.

M. le docteur Ferrand, dans une série de leçons professées récemment à l'hôpital Laënnec (1). s'est efforcé de mettre en lumière quel rôle important jouait l'état constitutionnel dans la marche de la phtisie et quelle source précieuse d'indications thérapeutiques on y trouvait.

C'est en nous inspirant des leçons de notre maître que nous avons entrepris l'étude d'une des variétés les plus intéressantes de la phtisie pulmonaire, de la forme arthritique ; nous avons mis à profit pour celà de nombreuses observations recueillies à l'hôpital Laënnec où, depuis un an, sont dirigés tous les malades atteints de tuberculose pulmonaire.

Le mot de phtisie arthritique a fait son apparition dans la science depuis longtemps, c'est Morton qui paraît l'avoir employé le premier ; pour lui et pour les anciens médecins, la phtisie arthritique n'était autre qu'une sorte de *consomption* survenant chez les gens âgés, affectés de tophus articulaires et caractérisée par la présence de concrétions calculeuses ou tophacées dans le parenchyme pulmonaire ; c'est ainsi que les comprenaient Morgagni, Franck, Bayle, Musgrave, Barthez...

Franck (2) la dépeint en ces termes que nous croyons intéressant de rappeler : « la phtisie, compagne d'un âge avancé, précédée de dyspepsie et de catarrhes qui reviennent périodiquement, provenant du dépôt d'une matière tophacée dans les glandes, les parenchymes et les vaisseaux des poumons, aussi bien que dans les branches s'appelle *arthrasique*. Il faut la distinguer des lésions du cœur et des gros vaisseaux. »

Ces descriptions, on le voit, sont bien vagues et confondent des états pathologiques divers; aussi on conçoit que sur de semblables

---

(1) *Leçons sur les formes cliniques de la phtisie pulmonaire et les indications thérapeutiques qui s'y rapportent*, par A. Ferrand. (Delahaye, 1880.)

(2) *Pathologie interne*, t IV, édition de l'*Encyclopédie*.

témoignages, on ait été peu disposé à admettre l'existence d'une phtisie arthritique.

A partir de Laënnec, la confusion cesse : il ne saurait plus être question de phtisie calculeuse, la grande loi de l'unité du tubercule est posée ; ce que l'on étudie, c'est seulement quel rapport il affecte avec tel ou tel état constitutionnel : la goutte, le rhumatisme.

Rapports entre l'arthritisme et la tuberculose pulmonaire.

Nous devons tout d'abord définir ce que nous entendons par *arthritis*, et ici se présente l'éternelle question toujours posée et jamais résolue du rhumatisme et de la goutte : les uns avec Chomel, Grisolle, Bazin, Pidoux soutenant que les deux affections relèvent de la même diathèse, les autres avec Hardy, Behier, Hérard, qu'elles sont radicalement distinctes. Nous n'avons nullement l'intention de nous engager dans la discussion de cette haute question; qu'il nous soit permis d'accepter le mot arthritisme « comme une expression commode par sa brièveté pour désigner à la fois le rhumatisme et la goutte, » sans rien préjuger sur le fond. Cette expression étant ainsi comprise, existe-t-il un rapport pathogénique entre l'arthritisme et la tuberculose pulmonaire ?

Cette question, nous allons le voir, a été résolue en des sens bien différents. C'est le nom de M. Pidoux que nous devons mettre en tête de cette étude, car on peut dire que c'est lui qui l'a introduite dans la phthisiologie ; voici comment il résumait sa doctrine à ce sujet dans la mémorable discussion sur la tuberculose à l'Académie de médecine : « Lorsque la goutte et le rhumatisme sont vigoureux, jeunes, c'est-à-dire récents dans l'organisme et qu'ils y ont toute leur franchise, ils excluent généralement la tuberculose ; alors l'antagonisme est à son maximum. Il n'en est pas de même lorsque la maladie s'est affaiblie, usée, qu'elle a dégénéré chez l'individu et surtout chez les descendants. Elle laisse alors trop souvent dans l'organisme une disposition à la phtisie » (1). M. Hardy, repoussant l'existence de l'arthritisme et se refusant à considérer le rhumatisme comme une diathèse, se rallie aux idées de M. Pidoux en ce qui concerne la goutte : « Il y a évidemment *peu d'affinité entre la goutte et la phtisie* et je

---

(1) *Bull. de l'Acad. de Méd.*, 1868.

serais presque tenté de croire à cet antagonisme admis par quelques médecins » [1].

MM. Guenau de Mussy, Chauffard, C. Paul, acceptent cet antagonisme. M. Peter admet aussi que la tuberculisation est modifiée dans sa marche par la maladie diathésique, mais il n'y voit qu'une question de substitution ou d'équilibre morbide tel que l'exprime l'aphorisme hippocratique : *Duobus laboribus simul abortis, non in eodem loco, vehementior obscurat alterum.*

Ainsi parmi les auteurs que nous venons de citer tous admettent un antagonisme plus ou moins prononcé entre la phtisie et l'arthritisme. Or, une opinion déjà formulée par Pidoux a été émise, à savoir que le rhumatisme chronique invétéré peut conduite à la phtisie ; Trousseau signale le fait dans ses cliniques [2], Sognies dit aussi que le rhumatisme noueux se termine souvent par la phtisie pulmonaire [3]. Enfin Pollock [4] va plus loin : pour lui la constitution rhumatismale et goutteuse est intimement associée à la diathèse tuberculeuse.

Voyons si les recherches statistiques pourront nous éclairer sur la fréquence de la tuberculose chez les arthritiques.

Wunderlich, sur 108 individus atteints de rhumatisme articulaire, a trouvé un seul malade manifestement tuberculeux. Il cite Hamersyk comme ayant démontré que la tuberculisation est exceptionnelle dans les familles où le rhumatisme aigu est héréditaire.

Cotton (On Consumption), sur 1,000 phtisiques, n'a observé que 6 rhumatisants.

M. Charcot, dans ses autopsies de sujets affectés de rhumatisme noueux, n'a rencontré des tubercules que dans un très petit nombre de cas.

MM. Herard et Cornil, dans leur traité de la phtisie, s'expriment ainsi : « Sur 100 malades de notre service hospitalier examinés avec le plus grand soin, c'est à peine si *cinq* ou *six* nous ont accusé dans leurs antécédents morbides du rhumatisme caractérisé. »

De notre côté, nous avons fait des recherches à ce sujet. Sur

(1) *Eod. loco.*

(2) Trousseau. *Cliniques*, t. III.

(3) *Étiologie de la tuberculose*, Thèse de Paris, 1868.

(4) *Prognosis in consumption.* London, 1865.

193 tuberculeux entrés à l'hôpital Laënnec dans le service de M. le docteur Ferrand, nous n'en avons trouvé que 17 ayant eu du rhumatisme bien caractérisé, ce qui donne une proportion d'environ 8 p. %.

L'ensemble de ces recherches statistiques paraît démontrer que la phtisie pulmonaire est rare chez les arthritiques.

Comment donc concilier les deux opinions que nous avons citées, en apparence si contradictoires? Il n'y a rien de mystérieux, ainsi que le fait remarquer M. Pidoux, dans cet antagonisme reconnu par un grand nombre d'auteurs entre les manifestations actives de l'arthritisme et la tuberculose : en effet, l'arthritisme est l'apanage des sujets à tempéraments sanguins et pléthoriques chez lesquels l'activité nutritive est pour ainsi dire exagérée; ce sont, on le voit, tout autant de considérations opposées au développement de la tuberculose. Quand au contraire ces dispositions de l'organisme se sont modifiées, quand le rhumatisme n'a plus de manifestations actives, qu'il a vieilli et dégénéré, la longue immobilité, l'état forcément sédentaire et surtout l'état d'infériorité nutritive qu'amène par sa durée l'affection constitutionnelle créent une imminence morbide incontestable en faveur de la tuberculose.

Etiologie. — Comment un arthritique devient-il tuberculeux? Nous ne trouverons ici aucune cause spéciale relevant de la goutte ou du rhumatisme ; un arthritique peut, comme tout autre sujet, devenir tuberculeux en vertu d'une cause quelconque de misère physiologique. Cependant il importe de signaler quelques conditions étiologiques particulières : tout d'abord l'hérédité *biparentale* peut jouer un rôle prépondérant : le père est goutteux ou asthmatique, la mère est tuberculeuse, ou bien ce sera l'inverse. De plus l'arthritisme détermine des manifestations morbides qui peuvent devenir de puissantes causes *occasionnelles*. Au premier rang se placent les *bronchites répétées* ; chez un quart environ des malades qui ont fait le sujet de nos observations nous avons nettement constaté ce fait. Plusieurs toussaient tous les hivers depuis huit ou dix ans au moment où ils ont commencé à présenter des signes de tuberculisation pulmonaire. Beau affirme que la succession des symptômes catarrhaux et tuberculeux se constate 7 fois sur 10 phtisiques. La théorie si populaire du « rhume négligé » est donc fondée en partie ; ce n'est pas que nous voulions admettre la théorie de Broussais sur l'origine inflammatoire du tubercule ; la bronchite ne joue qu'un rôle secondaire et n'agit que comme cause d'appel sur le parenchyme pulmonaire.

Les *dyspepsies* si fréquentes chez les arthritiques peuvent aussi devenir une cause prédisposante plus ou moins active, rappelons le rôle que Beau lui faisait jouer dans l'étiologie de la tuberculose, M. Peter dans ses belles leçons sur les phtisiques partage cette opinion.

On sait combien les affections cardiaques sont rares chez les phtisiques, il en est pourtant une qui relève directement de la diathèse arthritique et qui joue un rôle actif dans le développement de la tuberculose, nous voulons parler du *rétrécissement acquis de l'artère pulmonaire*. Traube, Lebert, C. Paul ont signalé ce fait sur lequel nous n'avons pas à insister. On n'admet plus dans ce cas-là une action directe sur le tissu pulmonaire, mais bien un trouble de la nutrition générale par défaut d'hématose, comme cause de déchéance organique générale.

L'*âge* auquel se développe la phtisie chez les arthritiques est à considérer. Briquet, dans les recherches si précises qu'il a entreprises à ce sujet, démontre que dans les cas où les parents ne sont pas tuberculeux le maximum de fréquence est de 30 à 35 ans., tandis qu'il est de 20 à 30 pour les phtisiques par hérédité.

Or, sur 38 observations de phtisie arthritique que nous avons réunies, le maximum de fréquence était de 50 à 60 ans.

On voit donc que les arthritiques se tuberculisent généralement tard et que chez eux les formes de *phtisie sénile* sont relativement fréquentes.

Symptomatologie. — Nous allons étudier successivement les symptômes principaux dans leur manière d'être.

Début. — C'est presque toujours par les signes fonctionnels que s'affirme le commencement de la maladie, les *formes générales d'emblée* sont très-rares.

L'hémoptysie, comme phénomène initial, est plus fréquent dans la forme qui nous occupe que dans les autres ; dans plusieurs de nos observations, un crachement de sang abondant, éclatant au milieu d'une santé parfaite, est venu précéder de six, huit et quinze ans même les premiers symptômes physiques constatables.

Un autre mode de début plus fréquent encore est celui qui se fait par une série de catarrhes pulmonaires répétés, se manifestant chaque hiver et durant plus ou moins longtemps ; l'interprétation de ces faits est assez delicate et on peut se demander si la granulation tuberculeuse ne préexistait pas aux manifestations bronchitiques ; dans ces cas, l'intégrité de la santé générale, les signes mêmes d'auscultation ne permettent pas d'admettre cette hypothèse.

Habitude extérieure. — Le type du phtisique d'Arétée , cet ensemble de caractères extérieurs que l'on connaît si bien, appartient surtout aux formes communes ou héréditaires. Dans celle que nous étudions, rien ne décèle extérieurement la lésion du poumon. De plus on découvre parfois tel ou tel caractère qui trahit la prédisposition diathésique ; c'est un teint couperosé, c'est le cercle senile de la cornée, c'est la conformation thoracique si spéciale de l'emphysémateux, ce sont des dépôts tophacés, des nodosités articulaires. — Nous ne voulons pas donner à ces indices trop d'importance, nous voulons simplement faire ressortir que dans cette catégorie de phtisiques « le diagnostic n'est pas écrit sur leur figure et que, chez eux, le cachet de la maladie ne s'est pas imprimé partout ».

Dyspnée. — La gêne et la fréquence de la respiration sont loin, comme on le sait, d'être en rapport avec l'étendue des lésions pulmonaires ; mais ce fait est surtout vrai chez les arthritiques. Lebert dans 50 pour 100 des cas de phthisie chronique , a trouvé une dyspnée habituellement incommode avec augmentation par la toux et l'exercice. Dans 20 pour 100 des cas la dyspnée a été de bonne heure considérable ; il ajoute que l'emphysème dans ces cas ne doit pas entrer en ligne de compte ; nous ne saurions partager cette opinion, le symptôme manque rarement en effet dans la phtisie emphysémateuse ; M. Hirtz , dans sa thèse *De l'emphysème chez les tuberculeux* , l'établit nettement. Presque tous ceux de nos malades qui nous accusaient des oppressions intermittentes offraient tous les signes d'un emphysème généralisé ; chez eux la dyspnée présentait des exacerbations nocturnes simulant parfois de véritables accès d'asthme.

Toux, expectoration. — La toux est un symptôme si banal qu'il est difficile d'en tirer un caractère spécial. Cependant nous avons noté une toux quinteuse, spasmodique avec expectoration peu abondante chez un assez grand nombre de malades, pour que ce fait nous ait frappé. Cette toux fréquente , si fatiguante , ne se rencontre cependant pas dans les formes à marche rapide avec mauvais état général. Ce fait avait été déjà remarqué par M. Pidoux: « La toux difficile, dit-il, la toux spasmodique, convulsive comme dans l'asthme avec expectoration pituiteuse ou transparente, annoncent une évolution lente de la tuberculose et pourra motiver un pronostic moins grave. »

Hémoptysie. — Sans doute l'hémoptysie est un fait commun au cours de la tuberculose pulmonaire puisque Louis l'indique comme ayant lieu dans les deux tiers des cas, mais ce que nous voudrions faire ressortir, c'est leur abondance et leur répétition spéciales chez les arthritiques.

Nous avons déjà signalé la fréquence de l'hémoptysie comme première manifestation de la phtisie, de plus nous avons noté ce symptôme chez un grand nombre de nos malades au cours de leur affection, même à une période avancée : signalons un malade, âgé de 47 ans, nettement rhumatisant, qui n'a pas eu moins de huit hémoptysies toutes graves, trois ont eu lieu sous nos yeux et n'ont cédé qu'à l'administration de 2 grammes d'ipéca. Citons encore cette femme couchée au n° 10 de la salle Saint-Louis, qui est âgée de 56 ans et présente depuis longtemps une éruption de psoriasis guttata; depuis cinq années que dure sa maladie, elle a eu, nous disait-elle, un si grand nombre d'hémoptysies qu'elle ne pouvait les compter. Plus remarquable encore est le fait du général de B..., dont nous empruntons l'observation aux leçons cliniques; de M. Peter; il était de race arthritique, il avait eu à l'âge de 18 ans une série d'hémoptysies qui durèrent cinq mois et le jetèrent dans un état de débilitation extrême ; il se remit cependant et à 24 ans il eut un nouveau crachement de sang abondant : par la suite, vers l'âge de 50 ans, il continua à plusieurs reprises à avoir des hémoptysies graves, sans que pour cela son état général en fut altéré.

Le grand fait morbide élémentaire de l'arthritisme, c'est la disposition aux congestions sanguines, il explique suffisamment cette grande tendance aux raptus hémorrhagiques. M. Pidoux professe, touchant le pronostic de ces hémorrhagies pulmonaires, une doctrine que nous devons rappeler, il pense qu'elles se produisent chez les arthritiques et récidivent avec moins de dommage que dans les autres variétés et qu'elles jugent souvent une poussée de congestion pulmonaire dont les effets auraient pu être plus graves.

Ainsi d'une part chez le phtisique arthritique, les hémoptysies sont habituellement abondantes et répétées, de l'autre leur pronostic est généralement plus bénin que dans les autres formes.

La diarrhée; les sueurs. — La diarrhée chronique dans le cours de la phtisie est si ordinaire que Louis l'a notée dans les 4/5 des cas; il nous a paru qu'il en était bien différemment dans les formes arthritiques et que la proportion était inverse; nous avons trouvé, sur les 22 observations que nous avons recueillies, quatre fois de la constipation habituelle coïncidant avec des hémorrhoïdes, trois fois une diarrhée catarrhale peu abondante, et dans les 16 autres cas une absence complète de ce symptôme. Le fait nous a paru digne d'être noté et nous pensons qu'il y a là plus qu'un fait de simple coïncidence, surtout si nous le rapprochons du symptôme suivant.

En effet les sueurs nocturnes sont constantes, généralisées et profuses; Bazin a donné, comme un des caractères de la constitution arthritique, la transpiration habituellement exagérée; on comprend donc qu'il y ait dans la forme qui nous occupe une double prédisposition aux sudations abondantes; quant à l'absence de diarrhée, on pourrait la rapporter à cette loi de balancement qui existe entre les fonctions de la peau et des membranes muqueuses, notamment de la muqueuse intestinale, ou peut-être à ce fait que, dans les formes arthritiques, les fonctions digestives se maintiennent longtemps dans un état satisfaisant.

L'état général. — Un des traits les plus saillants de la phtisie chez les arthritiques est l'absence de rapport entre l'état local et l'état général. — Tandis que, chez les scrofuleux, la phtisie en est à peine au premier degré que le malade est déjà émacié, chez l'arthritique, au contraire, les tubercules peuvent se ramollir et arriver à la caverne alors que l'aspect général est encore excellent: « C'est chez les sujets de cette catégorie, dit Pidoux, que l'on observe des désordres locaux effrayants, de vastes cavernes avec une santé générale assez bien conservée, la faculté de vivre de la vie commune et de se livrer même quelquefois à des exercices fatigants. »

Nous avons observé longtemps un homme âgé de 52 ans, de race arthritique et nettement emphysémateuse, qui portait, au sommet du poumon gauche, une caverne; rien dans l'état général

*

n'aurait pu faire soupçonner la lésion pulmonaire; le malade ne se plaignait que de sa dyspnée à exacerbations nocturnes.

M. Peter cite l'observation d'un goutteux de 42 ans dont les poumons étaient « criblés de cavernules » et dont l'état général se maintint satisfaisant pendant plus de dix ans. M. Pidoux rapporte le cas d'une demoiselle de 35 ans, née de parents goutteux, qui avait eu, à 18 ans, sa première hémoptysie, et qui, lorsque M. Pidoux l'examina plus tard, présentait sous la clavicule droite « de la matité, du souffle caverneux, amphorique même et de la pectoriloquie ; » or l'appétit était bon et les forces bien conservées.

Nous pourrions multiplier les faits de ce genre; les preuves cliniques établissent nettement ce défaut de parallélisme entre la ésion pulmonaire et la santé générale.

Marche. — Deux faits caractérisent la marche de la forme de phtisie que nous étudions: une grande *lenteur* dans l'évolution de symptômes, des *poussées congestives* ou phlegmasiques survenant à intervalles plus ou moins éloignés.

Il y a deux choses à considérer dans cette marche essentiellement chronique: d'une part la tendance qu'ont les tubercules à rester exactement localisés au sommet des poumons, d'autre part l'extrême lenteur avec laquelle ils subissent leur évolution. Si nous voulons faire rentrer ces formes dans le cadre si bien tracé par M. le professeur Peter, nous dirons qu'il y a: *tolérance relative de l'organe*, *tolérance absolue de l'organisme.* Nous regrettons de ne pouvoir relater ici les observations que nous avons recueillies et qui démontrent cette marche spéciale que nous signalons; nous n'en citerons qu'une que nous devons à l'obligeance de notre maître M. le Dr Ferrand et qui nous offre un exemple de cette évolution lente à poussées aiguës :

Madame de V..., âgée de 34 ans, a des antécédents héréditaires nettement arthritiques : son père est goutteux et sa mère très-nerveuse porte une acné rosacée. Au moment de l'établissement de la menstruation, elle présenta des accidents chloro-anémiques assez prolongés ; plus tard, vers l'âge de 20 ans, elle fut prise de toux sèche et fréquente avec amaigrissement et fièvre vespérale ; M. Ferrand et M. Barth, appelés en consultation, constatèrent les signes d'une tuberculose pulmonaire au début ; un traitement méthodique fut institué, une notable amélioration ne tarda pas à survenir et au bout de deux ans elle était telle que la jeune fille se mariait, sans qu'on ait cru devoir consulter le médecin. Elle eut successivement trois grossesses; dans l'intervalle de chacune d'elles elle était prise de poussées successives avec congestion du sommet du poumon droit, se traduisant par des râles sous-crépitants. Ces accidents paraissaient se suspendre pendant la durée de la gestation. M. le professeur Charcot, appelé dans une de ces phases fébriles de la maladie, constata, avec M. le docteur Ferrand, sous la clavicule droite, l'existence d'une caverne et porta un pronostic grave.

Cette jeune femme fut traitée par les révulsifs persévéramment répétés, puis transportée à la campagne, où elle passa la belle saison; son état s'améliora notablement et M. Charcot, rappelé pour décider si l'hiver devait être passé dans le Midi, chercha vainement et avec une certaine surprise la caverne qu'il avait constatée, il n'existait plus que de la rudesse et quelques craquements. Malheureusement 18 mois plus tard, cette dame succomba par le fait de l'extension de la tuberculose au péritoine abdominal et pelvien.

On voit que ces formes revêtent une marche paroxystique spéciale et que ces poussées périphymiques, survenant à intervalles éloignés, se traduisant par des manifestations superficielles, sont compatibles avec une longue durée de la maladie.

Mais il n'en est pas toujours ainsi; ces poussées congestives peuvent par leur répétition ou leur gravité précipiter l'évolutiou des lésions et on a alors affaire à une *forme rapide par élément inflammatoire.*

Ainsi, la marche de la phtisie chez les arthritiques est essentiellement chronique, elle s'accompagne de poussées congestives plus ou moins éloignées; dans quelques cas, elles peuvent devenir le point de départ des complications graves qui déterminent une forme rapide.

La *durée* de la maladie est par conséquent beaucoup plus longue dans la forme arthritique que dans les autres; nous ne pouvons apporter un chiffre moyen à comparer avec la statistique de Louis, puisque la majorité de mes malades a quitté l'hôpital dans un état stationnaire ou amélioré; nous étions d'ailleurs sur un mauvais terrain pour observer des faits de cette nature. Mais dans la pratique de la ville, ces phtisies à très longue durée s'observent fort bien chez les arthritiques: MM. Peter, Guenau de Mussy,

Pidoux, rapportent des observations de malades de cette catégorie qui ont présenté les premières manifestations de la tuberculose pulmonaire à 18 ou 20 ans, qui ont été suivis pendant de longues années, et qui vivaient encore à 40 et 50 ans, présentant toujours des signes plus ou moins avancés de leur maladie. Nous pouvons citer en quelques lignes une observation que nous avons relatée ailleurs. M. X......, religieux, est de race arthritique ; sa mère était rhumatisante et un de ses frères a présenté du rhumatisme subaigu et des coliques néphrétiques ; lui-même est sujet à de fréquentes migraines et a eu à plusieurs reprises des coliques hépatiques. Il eut, vers 18 ans, une abondante hémoptysie, à la suite de laquelle Récamier le déclara phtisique. Ne pouvant pour ce motif être admis dans une communauté où il désirait entrer, il suivit un régime tonique et réparateur et, deux ans après, il pouvait donner suite à ses premiers projets ; sa santé est excellente, il supporte sans la moindre fatigue la vie laborieuse à laquelle il s'est astreint. A l'âge de 50 ans, à la suite des fatigues d'une prédication prolongée, de la toux survint et les signes physiques reparurent : craquements humides aux deux sommets. Il passe alors 18 mois à la campagne, soumis au repos ; les signes thoraciques disparaissent de nouveau et il peut reprendre la vie commune. Enfin, à l'âge de 69 ans, il succomba à une hémorrhagie cérébrale.

Pronostic. — De ce que nous venons de dire, il résulte que le pronostic est plus favorable que dans aucune autre forme. C'est, dit M. Pidoux, la phtisie la moins grave que l'on puisse voir. Il est certain que la terminaison favorable a été observée nombre de fois chez des phtisiques arthritiques. Ce n'est guère à l'hôpital que l'on observe des cas de terminaison heureuse, pourtant nous voulons citer le fait suivant dans lequel s'est manifesté une tendance réelle à la guérison.

Il s'agit d'un homme de 36 ans, entré le 28 avril 1879, à l'hôpital Laennec ; il a des antécédents héréditaires nettement arthritiques, il était sujet à de fréquentes migraines et à des flux hémorrhoïdaires lorsqu'il fut pris d'un rhumatisme articulaire aigu généralisé qui le retint trois mois au lit ; profondément débilité, il vit pendant sa convalescence sa toux augmenter rapidement. A son entrée (28 avril), on avait noté l'état suivant : « le teint est d'une pâleur remarquable, l'état de conservation des forces est moyen, la toux fréquente est aphone comme la voix. — *Côté droit* : submatité sous la clavicule, râles sous-crépitants moyens, perçus en avant et en arrière au tiers supérieur. — *Côté gauche* : matité en arrière, au tiers supérieur, souffles et râles caverneux, résonnance cavitaire de la toux au niveau de la fosse sus-épineuse». Le malade demeura huit mois à l'hôpital, pendant lesquels il présenta à plusieurs reprises des poussées de rhumatisme articulaire subaigu qui l'obligeaient à garder quelques jours le lit ; pendant ce temps son état s'améliorait progressivement, nous ne pouvons détailler les phases diverses par lesquelles il passa : le 20 novembre, sa santé générale était satisfaisante et l'examen du thorax pratiqué à plusieurs reprises donne l'état suivant : *Côté droit* : sous-crépitants peu nombreux sous la clavicule et dans la fosse sus-épineuse, respiration normale dans les parties inférieures. — *Côté gauche* : légère submatité au tiers supérieur en arrière, craquements secs au niveau de la fosse sus-épineuse. Rien autre.

Cette observation que nous résumons très brièvement nous a paru fort démonstrative, voilà un malade qui au cours de sa tuberculose, voit apparaître des manifestations actives de sa diathèse rhumatismale et qui entre à l'hôpital avec une caverne incontestable au sommet du poumon gauche ; or, au bout de huit mois son état s'améliore notablement et au point où on avait constaté le souffle caverneux et les gargouillements, on ne perçoit plus que quelques craquements.

Mais c'est surtout dans la pratique de la ville que les médecins rencontrent de ces guérisons chez des sujets qu'ils ont pu suivre pendant longtemps.

M. le professeur Peter cite dans ses cliniques l'observation remarquable d'un goutteux qui avait des cavernes aux deux sommets et qui, sous l'influence d'un traitement méthodique, vit son état général s'améliorer progressivement, ainsi que son état local si bien qu'au bout de dix ans on ne constatait plus que des râles muqueux où s'entendaient autrefois les bruits de cavernules. Or, douze ans auparavant, Skoda avait condamné le malade, ne lui donnant pas six mois à vivre.

Ces faits de terminaison heureuse ont été relevés fréquemment aussi par les médecins exerçant dans une localité thermale ; voici ce que dit à ce sujet M. Allard : « La cicatrisation des cavernes se rencontre surtout chez les arthritiques. J'ai eu l'occasion d'observer un malade guéri au Mont-Dore de cavernes constatées par les princes de la science médicale, et qui jouit maintenant de la plus vigoureuse santé, tout en conservant les attributs généraux de l'arthritis. » M. Berthaud insiste dans ses observations sur les antécédents rhumatismaux de tous ceux de ses phtisiques qui ont retiré quelque profit de leur séjour au Mont-Dore.

Il nous reste à signaler quelques éléments de pronostic qui ont leur importance.

L'emphysème généralisé primitif que l'on rencontre assez fréquemment chez les arthritiques est une condition heureuse, il apporte un retard réel à la marche de la maladie et oppose une véritable barrière à l'envahissement des tubercules ; ce fait que l'on a voulu expliquer par l'antagonisme des diathèses, se justifie par une double raison anatomique et physiologique ainsi que l'ont démontré MM. G. Sée et Peter.

Les manifestations actives de l'arthritis chez un phtisique constituent un élément de pronostic favorable « si des sujets autrefois fois arthritiques ont conservé des reliquats plus ou moins vifs encore de cet ordre de maladies constitutionnelles; un antagonisme s'établit manifestement entre la constitution morbide arthritique qui tend à s'affaiblir et la constitution morbide tuberculeuse qui tend à se développer. »

Les deux cas de guérison de cavernes que nous citons tendent à donner appui à ces faits. Dans le premier cas, nous avons vu, au cours de la marche de la tuberculose, se développer un rhumatisme articulaire aigu et de fréquentes attaques de douleurs subaigues; dans le second il s'agissait d'un sujet porteur de manifestations actuelles de goutte.

Enfin un dernier symptome a une valeur importante au point de vue du pronostic, c'est la constatation de *poussées congestives* plus ou moins fréquentes ; apparaissant à de longues échéances et se traduisant par des hemoptysies, des bronchites, elles sont compatibles avec une marche lente de l'affection ; rapprochées au contraire et plus intenses dans leurs manifestations elles donnent naissance à ces formes irritables à marche paroxystique dans lesquelles les lésions tuberculeuses évoluent rapidement.

Diagnostic. — Le diagnostic doit porter sur divers points : sur l'arthritisme d'une part, sur la tuberculose pulmonaire de l'autre.

Sur l'*arthritisme* d'abord : il ne suffit pas pour déclarer un sujet atteint de cette diathèse qu'il en présente telle ou telle manifestation isolée, qu'il ait offert par exemple à une époque de sa vie des hémorrhoïdes ou des névralgies ; il faut que l'on constate dans ses antécédents soit la goutte franche, soit le rhumatisme nettement caractérisé, soit enfin un certain nombre d'affections dont les rapports avec ces deux maladies soient bien reconnus.

De plus au cours de toute phtisie, quelques phénomènes pourraient se présenter sous l'aspect d'une manifestation rhumatismale : ainsi l'*arthralgie des phtisiques* ; mais ces douleurs qu'accusent les tuberculeux, généralement à la troisième période, occupent la totalité des membres surtout des membres inférieurs, on peut difficilement en préciser le siége ; si elles se localisent au niveau d'une jointure, alors même qu'elles sont assez vives pour empêcher la marche, rien au dehors n'explique ces sensations, il n'y a ni rougeur, ni tuméfaction. Il ne faudrait pas non plus rapporter à la diathèse arthritique ces névralgies, ces *sciatiques* prémonitaires de la tuberculose pulmonaire que l'on constate souvent.

M. Cornil a signalé une *arthrite tuberculeuse* survenant au cours de la phtisie ; dans le cas qu'il rapporte, on porta le diagnostic de tumeur blanche, et l'autopsie seule permit de vérifier la nature de la lésion ; l'évolution de cette affection est trop spéciale pour que nous la fassions entrer en ligne de compte dans le diagnostic.

Le second point du diagnostic doit porter sur l'existence de la tuberculose pulmonaire elle-même. Ce point est sans contredit le plus difficile dans un certain nombre de cas. Voici, en effet, comment les choses se présentent : un homme déjà âgé, ayant des antécédents manifestement arthritiques et présentant l'habitude extérieure des emphysémateux, tousse tous les hivers depuis un assez grand nombre d'années ; à un moment donné, la toux devient continue, le malade maigrit et voit ses forces décliner ; le diagnostic peut, dans ces cas, offrir une véritable difficulté, d'autant que nous avons insisté sur l'absence de rapports entre les lésions locales et l'état général, et que, dans ces cas, les apparences peuvent être trompeuses. Le sujet est-il tuberculeux ou simplement emphysémateux ?

Le diagnostic ne saurait être entouré de trop de précautions, certains symptômes ont une importance très grande :

L'hémoptysie. — En effet, tous les auteurs sont unanimes à admettre que, dans l'emphysème simple, l'hémoptysie vraie ne se rencontre pas ; Monneret, Grisolle, Lebert insistent beaucoup sur la valeur de ce symptôme.

La fièvre se présentant avec des caractères spéciaux, quotidienne, à exacerbation vespérale, avec son stade de sueurs prolongé, la fièvre hectique, en un mot, a aussi une importance capitale au point de vue du diagnostic.

L'altération de l'état général, l'amaigrissement rapide survenant chez un emphysémateux, doivent faire soupçonner la tuberculose.

Mais ces divers symptômes peuvent manquer ou être plus ou moins atténués, et ce sont l'auscultation et la percussion qui doivent fixer le diagnostic; mais ici encore se rencontrent des causes d'erreur multiples.

La poitrine globuleuse et sonore donnera quelquefois des signes de *percussion* difficiles à apprécier : on ne rencontre pas de ces zones de matité nettes et bien circonscrites au sommet de l'un des poumons, l'emphysème compensant l'induration tuberculeuse. Dans ces cas, l'examen *comparatif* des deux sommets acquiert une grande importance. Une diminution dans la tonalité du son, un défaut d'élasticité constatés à plusieurs reprises dans le même point, ont une grande valeur.

A l'auscultation les signes propres à l'emphysème se mêlent souvent à ceux qui révèlent la présence des tubercules et les masquent en partie : ainsi entre l'expiration rude et prolongée et la sibilance expiratoire, les nuances sont souvent bien peu accusées et difficiles à saisir. — De plus la bronchite coïncidant presque toujours avec l'emphysème, on peut percevoir des râles sous-crépitants ou muqueux disséminés ; la prédominance de ces bruits aux sommets est donnée comme un bon signe en faveur de la tuberculose ; mais l'on pourrait se demander si l'on n'a pas affaire à des *dilatations bronchiques :* les craquements de la tuberculose ont un timbre spécial qui diffère des râles muqueux ; si déjà le ramollissement est assez avancé, les râles cavernuleux qui éclatent après la toux ont un timbre si spécial qu'ils constituent un excellent signe ; les dilatations bronchiques siégent rarement sous la clavicule et s'accompagnent souvent d'expectoration fétide survenant au matin sous forme de vomiques.

M. Guenau de Mussy attache une grande importance à l'auscultation *plessimétrique ;* il résulte ainsi les principaux éléments de diagnostic différentiel : 1° il faut attacher une grande importance à la comparaison des résultats fournis par l'exploration des deux poumons. — 2° On doit éclairer les phénomènes locaux par l'appréciation des troubles fonctionnels et de l'état général. —

3° La localisation des râles au sommet, principalement dans la clavicule, jointe à une *tonalité plus aiguë* peut faire soupçonner des tubercules.

Depuis les travaux de M. Peter sur les températures locales dans la tuberculisation, nous possédons un nouvel élément de diagnostic qui, dans les cas douteux que nous venons de citer, peut être d'une grande utilité et ne doit pas être négligé.

Indications thérapeutiques. — La phtisie chez les arthristiques doit certainement être mise au premier rang parmi les formes *traitables.* Sa marche à longue échéance, la grande tendance, qu'ont les lésions à rester localisées, la conservation si remarquable de l'état général réalise des conditions éminemment favorables et qui laissent prise au traitement.

La première indication commune à toute phtisie est relative à *l'état général ;* nous avons fait remarquer qu'il se maintenait d'une façon remarquable chez les arthritiques malgré des lésions quelquefois avancées ; c'est une raison de plus pour que la thérapeutique seconde cette heureuse disparition et la relève au cas où elle tendrait à fléchir. A cette indication générale, répondent d'abord tous les moyens que l'on range sous le nom d'hygiène et qui concerne l'alimentation, l'exercice, etc... ; parmi les médicaments : les analeptiques, les eupeptiques, les toniques, etc... ; — Nous n'y insistons pas davantage ; il n'y a là rien de particulier à la forme qui nous occupe.

D'autres indications plus spéciales ressortent de *l'état local* ; nous avons déjà fait remarquer le rôle que jouaient dans la marche de la maladie les *poussées congestives* si fréquentes ; suivant qu'elles seront plus ou moins répétées, plus ou moins intenses, la forme de l'affection sera lente ou rapide. *La congestion, voilà l'ennemi !* a dit M. Peter. — Si la poussée hypérémique est intense, il ne faut pas craindre de recourir aux émissions sanguines, ainsi que le conseille l'éminent médecin que nous venons de citer ; il faut préférer les émissions sanguines locales : ventouses scarifiées, sangsues. M. Hérard insiste aussi sur les excellents effets de ce mode de traitement. — M. Foussagrives donne la préférence à l'application de deux ou trois sangsues aux malléoles comme moyen de décongestionner le poumon.

Lorsque l'hypérémie est moins v[illegible], [illegible] vulsifs : teinture d'iode, vésicatoires volants, sont suf[illegible] ces m[illegible]ens employés d'une façon suivie produisent souvent les meilleurs effets ; nous avons vu nombre de fois survenir sous l'influence de ces moyens la diminution progressive et même la disparition des râles sous-crépitants du sommet.

Un second point que nous avons relevé dans la tuberculose des arthritiques, est la grande tendance qu'ont les lésions à demeurer localisées et à évoluer en quelque sorte sur place, jusqu'à une période avancée ; dans ces cas, lorsqu'on a affaire à des lésions limitées avec intégrité durable et plus relative des portions inférieures des poumons, une révulsion plus profonde est indiquée et on a recours avec grand avantage aux cautères ; quelle que soit la théorie que l'on se fasse sur le mode d'action de cet exutoire, il a une efficacité incontestable ; dans deux cas, nous avons vu, sous son influence, des cavernes assez étendues se sécher en quelque sorte, les gargouillements disparaissant complètement, en même temps que la toux et l'expectoration diminuaient. — La cautérisation ponctuée, pratiquée à intervalles rapprochés et d'une façon continue, suivant la méthode de M. J. Guérin, a aussi produit dans ces cas d'excellents résultats.— Enfin on a employé pour combattre ces congestions inflammatoires des médicaments internes dits contre-stimulants ou décongestionnants ; M. Fonssagrives a particulièrement conseillé l'emploi du tartre stibié dans les bronchites fébriles des tuberculeux ; le passage du premier au deuxième degré de maladie serait la véritable période d'opportunité. — Il commence par des doses de 20 à 30 centigrammes par jour et l'abaisse progressivement de 5 centigrammes de façon à pouvoir continuer pendant longtemps la médication. — M. Peter donne la préférence au kermès employé à la dose de 20 à 30 centigrammes, qui aurait l'avantage de décongestionner le poumon sans déprimer l'organisme. — L'ipéca donné à faibles doses (10 à 30 centigrammes) pendant quelques jours rend aussi de réels services; M. le docteur Ferrand préconise ce dernier moyen et nous avons vu dans son service les bons effets que l'on en retire dans ces bronchites généralisées si fréquentes chez les arthritiques tuberculeux.

Lorsque ces poussées congestives ont de la tendance à se répéter, elles constituent des formes dites irritatives et deviennent la source d'un certain nombre de *contre-indications*. — C'est ainsi que les toniques trop excitants peuvent favoriser ces mouvements hypérémiques, il faut leur préférer les toniques fixes.

Il en est de même des balsamiques, de la créosote par exemple, l'un des plus actifs ; ils peuvent déterminer une irritation assez vive, il faut en surveiller l'emploi avec soin.

Ces contre-indications doivent aussi être présentes à l'esprit dans le choix d'une eau minérale ; si le malade conserve une tendance vers les poussées hypérémiques, il faut recourir à des eaux dépourvues de toute qualité irritante, le type de ces eaux se trouve au Mont-Dore ; Michel Bertrand, Mascarel ont insisté sur leur indication spéciale chez les phtisiques arthritiques et leur ont attribué une véritable action décongestionnante sur le poumon. — A ces eaux se rattachent celles de Royat, Chateauneuf, Saint Maurice.

M. Guenau de Mussy dans la forme qui nous occupe recommande spécialement La Bourboule, si remarquable comme eau saline complexe et surtout si puissante par la qualité considérable d'arsenic qu'elle renferme ; il considère en effet à ce médicament une action spéciale sur la diathèse arthritique.

Dans les formes à évolution lente que nous avons décrites et dans lesquelles les lésions demeurent stationnaires un temps plus ou moins long, ce sont les eaux sulfureuses qui sont indiquées. — la torpidité de l'évolution tuberculeuse, l'absence de réaction, la circonscription des lésions, la coexistence d'accidents herpétiques ou arthritiques ; telles sont, d'après M. Pidoux, les circonstances dans lesquelles on a le droit d'espérer de bons résultats des eaux sulfurées.

CONCLUSIONS.

I. *Conditions étiologiques* — La phtisie pulmonaire est rare chez les goutteux et les rhumatisants.

On ne trouve chez eux aucune cause spéciale tenant à leur état constitutionnel.

L'affection débute généralement à un *âge* assez avancé.

II. *Conditions anatomiques.* — Les tubercules ont une grande tendance à rester *localisés* au sommet des poumons.

Les foyers tuberculeux sont généralement peu étendus et bien *limités ;* leur évolution est *lente* et *successive.*

III. *Conditions symptomatologiques.* — Les symptomes dominants sont : les hémoptysies abondantes et répétées ; une toux quinteuse avec expectoration peu abondante ; une dyspnée à forme paroxystique ; des sueurs profuses coïncidant avec l'absence de diarrhée.

L'état général est le plus souvent en désaccord avec l'état local.

IV. *Sa marche* se caractérise par sa grande *lenteur* d'une part, de l'autre par des *poussées congestives* survenant à intervalles plus ou moins éloignés.

V. *Terminaison.* — La période cachectique est très lente à s'établir.

On observe des temps d'arrêt très longs dans l'évolution des lésions locales ; la guérison pour être rare n'en est pas moins incontestable. —

VI. — *Le pronostic* est moins grave que dans toute autre forme de phtisie.

Lille Imp. L. Danel.

www.ingramcontent.com/pod-product-compliance
Ingram Content Group UK Ltd.
Pitfield, Milton Keynes, MK11 3LW, UK
UKHW020232200726
13856UKWH00004B/1714

9 782011 905918